27
Ln 12763.

BIOGRAPHIE

DE

JACQUES LISFRANC DE SAINT-MARTIN.

BIOGRAPHIE

DE

JACQUES LISFRANC DE S^T-MARTIN

CHIRURGIEN EN CHEF DE LA PITIÉ;

PAR

L. Auguste COUTURIER,

ANCIEN MAGISTRAT,

L'UN DES COLLABORATEURS DE LA REVUE DU LYONNAIS.

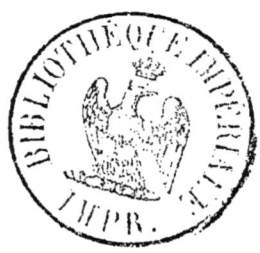

LYON.

IMPRIMERIE D'AIMÉ VINGTRINIER,

Quai Saint-Antoine, 36.

1852.

Biographie.

JACQUES LISFRANC,

CHIRURGIEN EN CHEF DE LA PITIÉ.

> Lisfranc n'appartient pas seulement à la science chirurgicale, il appartient encore à l'humanité qu'il a servie toute sa vie, et que ses enseignements, ses travaux et ses exemples serviront encore longtemps. A ce titre il a droit à l'expression des regrets de tous.
> L. DOYÈRE.

En visitant Paris, ses palais, ses musées, ses théâtres, je fus loin d'oublier ses cimetières ; car cette reine du monde a voulu rester belle jusque dans la tombe, comme si cette magnificence qu'on admire devait triompher des révolutions et du temps.

Dans l'un de ses cimetières je surpris un monument dont l'inscription tumulaire et les signes funèbres indiquaient le mausolée de Jacques Lisfranc.

C'est là, me dis-je alors, que sommeille un des enfants de cette partie du Forez qui nous apparaît sur la carte toujours sombre comme un corps éclipsé, pâle comme un astre sans chaleur et sans vie, terre noirâtre dont la surface sert d'enveloppe à d'immenses richesses ; et l'un de ces trésors, mais dans son genre à lui, fut le grand chirurgien dont le nom nous était révélé.

Je retrouvais là un compatriote que je croyais devoir devancer au champ du repos, moi et bien d'autres, tant la vie paraissait à l'aise, forte et puissante dans cette structure large, commode et presque de fer.

Sa famille me fut utile et chère. Aussi dans la biographie que j'entreprends, ai-je plus emprunté aux affections qu'à la marche des sciences en général, surtout au progrès de celle dont Lisfranc enrichit le domaine, et qui m'est toujours restée étrangère.

De Paris je me rendis le surlendemain à Saint-Paul, et, visitant l'humble cimetière de ce bourg de la Loire, cimetière qui n'a pas encore subi l'inflexible rigueur du décret sanitaire de 1811, je me laissai aller au regret de ne pas y voir la tombe de Lisfranc décorer la terre qui l'avait vu naître.

Il est regrettable, en effet, qu'un pays ne cherche pas à réclamer les restes des personnes dont il tire vanité. De tels restes, placés au sein de leur lieu d'origine, enseignent et encouragent. Ils sont là tout près et tout exprès pour dire le secret de la gloire et des succès.

D'abord enfants, puis adolescents, puis encore jeunes hommes, comme nous l'avons été, respirant le même air, buvant la même eau, foulant l'herbe des mêmes prairies, si plus tard ces chers concitoyens ont acquis un nom plus étendu, plus respecté en Europe, que le nôtre ne l'est même au village, c'est que plus que nous ils ont proportionnellement travaillé, plus souffert, et, plus que nous, rudement jouté avec les obstacles.

La dette est grande sans doute chez ces hommes d'élite envers le domicile d'adoption, le théâtre de leurs succès ; mais le lieu de naissance est encore le plus légitime créancier ; à ce titre le village de Saint-Paul aurait plus de droit que Paris à la possession des cendres de Lisfranc.

Aussi combien n'aime-t-on pas à voir un pays disputer à un autre pays de telles possessions ; et les hommes les plus prompts à blâmer les procédures judiciaires se hâtent de donner leur assentiment à ces nobles revendications. On se dit alors que l'homme de génie qui a quitté son lieu de naissance n'a pas tout emporté avec lui, et que la source où il a puisé cherche à rentrer dans son eau, et n'est pas encore tarie....

I.

Jacques Lisfranc-Saint-Martin naquit le 10 mai 1789, à Saint-Paul-en-Jarrêt, département de la Loire, bourg situé à peu de distance du village de Saint-Martin à Coalieu, d'où M. Isidore Bourdon, l'un de ses biographes les moins charitables, a prétendu que le nom de *Saint-Martin* qu'il joignait à celui de Lisfranc lui provenait. D'autres ont prétendu que ce surnom fut emprunté à la rue Saint-Martin de Paris, où Lisfranc avait, au début, fixé son domicile ; mais le docteur Rattier, mieux renseigné sur cette origine, l'explique ainsi :

« Le surnom de Saint-Martin par lequel on le désignait, en

commençant, plus que sur la fin, lui venait de ses ancêtres, et il le prenait dans les Actes judiciaires et officiels ; mais s'il tient peu à cette qualification, il fait grand cas de ce qu'il appelle sa *noblesse médicale*. En effet, il compte cinq générations d'aïeux médecins. »

Courir après l'origine d'un surnom eût été chose puérile de notre part, si nous n'avions pas eu à cœur de mettre en garde le lecteur contre les malveillantes insinuations de M. Isidore Bourdon qui a dû peu connaître le docteur Lisfranc, à en juger par la légèreté de certaines appréciations.

Lisfranc eut pour premier maître son père, M. Pierre Lisfranc de Saint-Martin, originaire de Saint-Paul-en-Jarrêt, et qui, pendant cinquante ans, exerça avec bonheur l'art de guérir dans les cantons de Rive-de-Gier et de Saint-Chamond.

Ce médecin était estimé et jouissait de toute la confiance que lui valait cette estime, et cette estime était générale. Sa clientelle était nombreuse dans les montagnes. Tant qu'il vécut elle lui resta fidèle, malgré toute l'activité et la science de jeunes confrères ardents à l'œuvre, qui plus tard s'établirent dans le pays.

Afin de ne pas exposer le malade aux lenteurs inséparables du temps que l'on emploie à se procurer des remèdes, qui souvent arrivent trop tard ou qui ont cessé de convenir faute d'application immédiate, le vieux docteur marchait toujours muni de sa pharmacie ; et puis sa médication était assez simple pour qu'une pharmacie de poche pût à peu près lui suffire. La Flore médicale de Pilat n'avait rien de caché pour lui. Sa corbeille est riche ; il savait en tirer un parti bien méconnu aujourd'hui, or, de sa part, c'était, selon le poète, ramener l'art à sa sainte origine.

Les enfants Lisfranc étaient au nombre de trois ; tous les trois heureusement doués : une vive pénétration, une sensibilité douce et irritable à la fois, l'amour du travail, l'envie de plaire, le besoin de dominer, telle fut l'héréditaire transmission du médecin de village à sa jeune famille.

A cet héritage se joignait comme culture de ces belles intelligences, et pour venir en aide au développement de ces facultés
 le bienfait d'entretiens fréquents de la part du père

sur son art, avec ses trois enfants; et ces trois enfants étudiaient, observaient.

De là leur inspiration, leur génie pratique; car le génie, selon Goëthe, est l'art d'utiliser ce qu'on a laborieusement observé; et ce génie était tel que, en l'absence du médecin, dans les cas pressants, on ne craignait pas de prendre l'avis des enfants Lisfranc, tout enfants, tout frivoles qu'on les voyait, jouant, badinant à la cour ou au jardin de l'habitation de Saint-Paul.

L'aîné, Jacques Lisfranc, avait, entr'autres badinages, des fragments de squelettes du cabinet de son père; le père lui donnait ensuite comme tâche et devoir, ce que dans nos campagnes on appelle le *rhabillage*. Les poules, les canards de la basse-cour, les oiseaux blessés à la chasse, les chiens et les chats de la maison, ceux mêmes de tous les voisins pouvaient impunément avoir ailes, pieds ou pattes cassés. Le futur major de la Pitié les restituait dans leurs membres perdus, avec ses réductions, ses pansements et ses ligatures d'une exécution sûre et hardie, merveilleuse pour cet âge.

Qu'il serait à désirer que tous les amusements de l'enfance ne fussent jamais que des préludes aux professions qu'elle doit exercer plus tard dans le monde, comme aux services qu'elle est appelée à rendre à la société. Nos grands évêques, pour la plupart, ont eu d'avance leur petite chapelle et leur cathédrale en joujoux; vingt ans à l'avance, Jacques Lisfranc avait déjà ses amphithéâtres, ses cliniques, ses hôpitaux, sous le toit paternel et vers la grande lisière de peupliers de Saint-Paul.

En 1800, la France commençait à renaître de sa crise de dix ans. La culture de l'intelligence qui, pendant cette convulsion terrible, semblait chose amortie et peine à peu près perdue, de même que semblait peine perdue et chose à peu près inutile la fortune et ses biens, tant alors la vie paraissait précaire, recommençait à redevenir un besoin plus impérieux que jamais; mais les grandes institutions pour l'instruction de la jeunesse n'étaient pas en rapport avec cette nécessité; aussi les familles y suppléaient-elles par l'instruction particulière que donnaient quelques membres du nouveau clergé, ou quelques-uns de ces nombreux débris des ordres monastiques.

Les liens de famille reprenaient peu à peu, dissous chez les uns par l'égoïsme de la peur ; par les dissidences politiques chez d'autres, et puis l'on avait peine à se dessaisir de ses enfants, objets de toutes ces longues transes, et sur le sort desquels on avait tant pleuré... !

Il y avait donc alors, sous l'influence de telles circonstances, beaucoup d'éducations particulières. L'instituteur prenait place au foyer et devenait membre de la famille.

Les familles qui ne pouvaient en faire seules les frais, profitaient du voisinage, et un modeste intérieur devenait, par cette réunion d'enfants, un petit Prytanée.

C'est par là qu'a commencé l'éducation littéraire de Jacques Lisfranc. Il eut pour professeur M. Sabatier ; et, par les livres qu'il a légué, on arrive à juger quel était le degré de science de cet homme érudit.

Jacques Lisfranc fut ainsi élevé sous les yeux de son père jusqu'à l'âge de quinze à seize ans, époque à laquelle il entra en rhétorique au Lycée de Lyon. Ce n'était point un pauvre écolier que l'instruction privée livrait alors à l'instruction collective, en la personne du jeune Saint-Martin, un écolier redoutant la lutte, tremblant à l'examen, ne sachant qu'avec son maître ou son livre à la main, plante grêle, étiolée qui ne peut supporter ni un rayon brûlant du soleil d'été, ni une gelée blanche d'automne, encore moins le froid de l'hiver! mais un écolier robuste préparé, fait à toutes les agressions, infatigable à l'œuvre, prompt à la réplique, apte à tout bon savoir, ne redoutant rien que le pédantisme de la pédagogie collégiale ; brave enfant des montagnes, il aimait le grand air, les courses à pied, à cheval, la chasse, la pêche, la natation, l'escrime. Son père, pour développer chez lui la dextérité de la main et la précision du coup d'œil, lui avait fait encore apprendre à tourner ; et, au Lycée de Lyon, à cette époque il n'y avait pas de gymnastique, on n'y enseignait que le français et le latin, avec un peu de mathématiques ; pour unique promenade les plaines de Villeurbanne à pas réglé et en troupe; plus de ces excursions à travers les forêts de sapin, en compagnie de son père pour aller voir les malades ; notre écolier qui aurait dû souffrir du changement, se plia à sa nouvelle position. Ses études n'en souffrirent pas.

On dit que, trente ans plus tard, M. Pariset aurait jeté sur sa tombe quelques paroles de regret et des éloges mêlés d'excuses à raison de l'éducation imparfaite du défunt.

Nous ne savons trop ce qui a pu donner lieu à cette appréciation un peu sévère de la part d'un ami. Le jeune Lisfranc avait appris dans ses études et recueilli de par le monde, et auprès de son père, tout ce qu'à cette époque un jeune homme apprenait, tout ce à quoi il se façonnait. L'amitié délicate, une affection du genre de celle qui part d'un cœur aussi bien formé que celui de M. Pariset, a droit, il est vrai, d'être exigeante sur les souplesses de l'éducation.

Mais un physiologiste aussi profond que M. Pariset ignore-t-il qu'il est rare de trouver dans une nature puissante et vigoureuse, dominatrice par instinct, tout le charme sympathique des belles manières. On y rencontre le franc-parler, le rude-langage, sa crudité, des empressements qui se traduisent en vivacités, même en colères; dans le fond, de la loyauté, de l'abnégation et du dévouement, et de la droiture toujours. Ce n'est pas sans doute le plus beau côté d'un cœur affectueux, encore moins celui d'un esprit cultivé que cette rudesse ; mais cette part-là est la plus solide ; à notre sens, ce serait la meilleure.

Encore un mot là dessus. Nous ne pouvons nous dissimuler qu'au sortir de la révolution, on se préoccupait peu de tous ces soins d'éducation molle, douce et raffinée, qui furent repris en des temps moins agités. Douceurs de la maison paternelle qui disposent l'enfant aux sentiments paisibles, lui mettent sur les lèvres un sourire qui ne s'efface plus. Les anciennes discordes, les bruits militaires, ces bulletins de nos grandes armées d'où s'échappait une continuelle fumée de sang, ces sabres retentissants, ces bottes ferrées, ces vapeurs de tabac et ces moustaches de toute part n'enfantaient-ils pas la rudesse et la *crânerie* si peu attiques que l'on rencontraient chez tous nos jeunes hommes d'alors ?

« Génération vraiment nouvelle et qui sera toujours distincte et marquée d'un caractère singulier, portant sur le front la dureté des temps où ils sont nés, temps peu faits, hélas! pour transmettre ces traditions, ces bienséances et ces usages qui sont le lien de la société (1). »

Or, le jeune Jacques était de son temps, et dans ce temps cette rude jeunesse avait pour tâche de faire peur à l'ennemi. On se grossissait la voix, on se défigurait les traits, et, comme aspirant médecin, il n'entrait pas non plus dans cette fière pensée que la forme dût emporter le fond, et qu'on pût conquérir une clientèle par des triomphes de boudoir, des succès de coulisses et de salons, et le doux propos.

Ce dédain du marivaudage et de la finesse chez Lisfranc, homme complet, carré et tout d'une pièce, s'accordait avec l'indépendance de son caractère; et puis comme chez Manuel,

Bras, tête et cœur, tout était peuple en lui.

Lisfranc transigeait peu avec le sentiment aristocratique et musqué du faubourg Saint-Germain.

Nous insistons sur ces considérations, parce que tout ce que l'on reproche à Jacques Lisfranc à l'endroit du caractère, et tout ce que regrette en lui M. Pariset à l'endroit de l'éducation, s'y trouve renfermé, et réfute bien des allégations sur cette prétendue organisation hostile, injurieuse et de dénigrement passionné que ses envieux lui attribuent.

II.

Ses études classiques furent non pas seulement ébauchées, comme l'ont dit ces derniers, *au milieu des mines et des ouvriers, et parmi le feu et la houille*, mais terminées au Lycée de Lyon. Jacques Lisfranc, après ses dernières vacances peut-être prises au milieu de cette intéressante population de mineurs et de cette merveilleuse industrie, où il y a à recueillir pour un médecin bien plus que dans Tite-Live ou dans Horace, dans Dorat, Bernard, ou Tibulle, ou Catulle, commença ses études s'version-

(1) Guerreau de Mussy.

nelles dans les hôpitaux de Lyon. Il y fut interne comme l'avait été Bichat seize ans plus tôt. Il étudia dans toute sa plénitude cet art dont son père l'avait entretenu dès son bas-âge. Il l'étudia auprès de ces lits, où tant de maladies compliquées apportent de si nombreux défis à la science médicale. M. Viricel, praticien de mérite, était alors chirurgien en chef de ce grand hôpital, et notre interne avait pour émules de jeunes étudiants qui ont maintenu depuis lors en la même estime la haute réputation de la médecine lyonnaise.

Disons-le en passant, M. Viricel a eu de dignes successeurs; le dernier, qui est loin de trouver trop lourd cet héritage, est aussi un enfant de Saint-Paul-en-Jaret. De ce jeune et éminent docteur, longtemps prosecteur et disciple de Jacques Lisfranc, le maître peut tirer autant vanité du disciple que le disciple peut tirer vanité de son maître. Un biographe a dit en parlant de Lisfranc : « *Sa vie tout entière est l'art de guérir, il ne faut pas y chercher autre chose.* » On peut en dire autant de la vie de M. Barrier, c'est l'art de guérir, seulement ce qu'il faut y chercher de plus, ce serait une fleur à jeter sur la tombe de son ancien maître, un noble et pieux souvenir de son cœur et de sa main, l'offrande serait digne et belle !

Jacques Lisfranc quitta Lyon vers l'année 1812, et s'enrôla après concours à l'Hôtel-Dieu, où Dupuytren lui servit de maître et de protecteur. On a dit à ce sujet que Dupuytren avait alors la ferveur de la jeunesse et du génie, et le degré de bienveillance compatible avec sa nature ; Lisfranc, l'admiration et le dévouement d'un disciple enthousiaste ; et on ajoute que ces relations, d'abord si sympathiques, se rompirent dans ce qu'on a appelé, sans doute quant à eux, l'*étroitesse de Paris* ; ces deux fiévreuses ambitions finirent par se changer en une inimitié mutuelle des plus implacables ; et, de ce délire, se sont échappés bien de ces mots désolants que savaient tous les étudiants de l'époque, et dont leur malice d'élève grossissait outre mesure le vocabulaire. De la part de Dupuytren, c'était en parlant de Lisfranc, « le *Brutus solliciteur* ; ajoutant : « que *sous une enveloppe de sanglier*, on rencontrait le chien couchant. De la part de

Lisfranc, c'était en réplique les plus fielleux quolibets. Dans toutes ces saillies envenimées la fièvre était patente ; pourtant, à cette époque, ces deux illustrations, au dire de tous, étaient faites pour préoccuper bien autrement l'opinion ! Aussi, si l'on ajoutait jamais une page au *Dialogue des morts*, en mettant en présence ces deux rivaux implacables, on les retrouverait probablement pleins d'estime l'un pour l'autre. Lisfranc n'aurait plus de rudes propos, d'invectives d'une rancunière et inexorable hostilité ; et Dupuytren, de son côté, retirant ces injurieuses qualifications, aurait peut-être quelques tardifs éclaircissements à fournir sur la conduite que Lisfranc lui reprochait d'avoir tenu en 1822, lors du renouvellement de l'ancienne Faculté de médecine, à la suite de sa dissolution survenue pour des griefs personnels à l'abbé Nicole. Nos lecteurs ont besoin de deux mots d'explication quant à ce prétendu grief de Lisfranc, si gros de tempêtes pour ces deux existences !

Depuis l'assassinat du duc de Berry, Dupuytren était fort puissant à la cour ; c'était sur ses présentations que l'on pourvoyait aux emplois vacants. Dans le remaniement du personnel à opérer, Lisfranc se mit sur les rangs, encouragé, a-t-on dit, par Dupuytren lui-même, lequel se serait empressé, auprès de l'évêque d'Hermopolis, d'exalter les talents de Lisfranc, de proclamer bien haut son habileté opératoire, son mérite comme professeur et comme chirurgien, son zèle pour l'étude et pour la vérité, sa fermeté, sa constance, l'empressement des élèves à recueillir ses graves enseignements ; toute l'encyclopédie des qualités de Lisfranc aurait donc été consignée dans la lettre de présentation destinée à rester dans les bureaux ; mais on rapporte qu'une autre lettre, lettre secrète et *confidentielle*, adressée au ministre, aurait eu pour conclusion « que, malgré ses rares mérites, un homme du caractère de Lisfranc jeterait le désordre et la désunion dans une Faculté. Ainsi s'expliquerait la préférence qu'aurait obtenue M. Bougon sur Lisfranc ; ainsi, par contre, s'expliquerait aussi la longue colère de Lisfranc contre Dupuytren, ses foudres et les tristes représailles dont nous avons parlé de la part de ce dernier, peut-être bien innocent d'une dissimulation si perfide, quoique fort en usage chez ces prétendus protecteurs, auxquels manque le premier courage, celui de la franchise. Hélas! ce n'est plus un secret aujourd'hui entre nos deux ombres illustres. Il est probable que, bien avant leur réunion dans ce lieu où notre fiction les transporte, Lisfranc avait rendu justice à son ancien maître ; que, même depuis longtemps, ces ressentimens qui ont fait le tourment de leur vie avaient pris fin ; car aussitôt la mort de Dupuytren arrivée, il s'opéra chez Lisfranc bien des retours ! Lisfranc, dans ses cours, ne prononçait plus le nom de Dupuytren qu'avec vénération ; et lorsqu'à ce nom de *Dupuytren*, qui revenait à Lisfranc sans cesse comme autorité et souvent comme remords, le professeur se découvrait, inclinait sa magnifique tête, oh! qu'alors on lui savait gré de cette amende honorable ; loin de l'abaisser, elle plaçait, à l'adresse de la postérité, son nom à côté de celui du grand chirurgien, son patron et son premier maître !

Cette petite digression nous a paru indispensable ici, pour ne pas laisser plus longtemps la mémoire de Lisfranc sous le poids de cette accusation d'hostilité cynique, vaniteuse et sans frein comme sans motif contre Dupuytren.

C'est en l'année 1812 et à l'âge de 23 ans que Lisfranc fut reçu docteur. Sa thèse inaugurale passée, il allait s'établir à Paris, lorsque les nécessités de la guerre le forcèrent à partir comme chirurgien d'armée. A cette époque, cette guerre était désastreuse pour la France. Nos armées, toujours à l'attaque depuis quinze à vingt ans, ne songeaient presque plus qu'à la défensive. La défection chez nos alliés commençait à rendre notre position périlleuse, et il ne se livrait plus de batailles sans qu'elles ne fussent horribles et sanglantes. Après avoir fait la campagne de Dresde, il rentra en France où il fut attaché, comme médecin de première classe, à l'Hôpital militaire de Metz. —Là, frappé du typhus qui désolait notre malheureuse armée, Lisfranc, qui n'écoutait que son zèle, fut sur le point de succomber ; à deux doigts de sa perte, il dut aux soins d'amis affectueux son retour à la santé. La générosité de son cœur lui obtint des échanges en ce genre, échanges sauveurs dont il aima toujours à se retracer le souvenir.

Quand la fin de la guerre l'eut rendu à ses travaux et à ses habitudes, il entreprit de se fixer à Paris. Il chérissait son pays natal; mais, à Saint-Paul, déjà son père absorbait la clientèle des environs, et cette clientèle, ensuite, devait être le lot de son puîné, dont les dispositions précoces faisaient pressentir que cette honorable filiation médicale se continuerait très-bien en la personne du jeune Emile Lisfranc. Paris, d'ailleurs, le centre des merveilles, des réputations européennes, des clientèles royales, de celles d'outre-mer alors si recherchées, surexcitait l'ambition de Lisfranc. Il eût été mal à l'aise dans un bourg et sur un théâtre où cette ambition n'aurait pas été satisfaite. Il lui fallait Rome ou le désert; et St-Paul n'était point le désert; Rome encore moins.

Pour arriver à conquérir ce qui devrait satisfaire, au milieu de tant de noms illustres, cette même ambition, il ne songea pas aux petits moyens, aux ruses du métier ni aux dissimulations d'un talent incertain et douteux; en somptueux étalagiste, qui ne redoute pas la concurrence et dont la riche étoffe perd nécessairement à l'obscurité et au faux jour quelque chose de sa beauté et de son éclat, il appela la foule au cours qu'il ouvrit publiquement, et dans lequel on pouvait juger, sans intermédiaire, de toute la richesse de ses connaissances. Il professait son art à cette école, et cet art il le mettait à la portée de tous. Un grand nombre d'élèves, avides de saisir les secrets de sa grande habileté opératoire, accouraient et se pressaient autour de ce maître *sans robe*. Ces leçons mi-publiques et rétribuées à l'anglaise et à la prussienne eurent bientôt un succès de vogue. Lisfranc avait les qualités de l'orateur. De son corps robuste, haut de près de six pieds et d'une carrure colossale, comme le dit un de ses anciens auditeurs, sortait une voix sonore et vibrante, qu'un tempérament non fatigué rendait puissamment accentuée; aux descriptions il mêlait parfois des injures. A côté de l'éloge se rencontrait le stygmate : éloge pour les uns, stygmate pour les autres; et l'auditoire applaudissait avec transport le panégyrique et la satire en même temps.

Bientôt Lisfranc n'eut pas à se repentir d'avoir bien présumé de la capitale, encore moins de lui-même. Son nom une fois répandu dans le monde, il fut nommé provisoirement chirurgien dans le service de l'Hôtel-Dieu de Paris. Dès cette époque, ses connaissances deviennent plus positives et son expérience profitable. Ce fut alors qu'il présenta à l'Académie des Sciences, de concert avec M. Champesme, un mémoire sur l'amputation du bras dans l'articulation de l'épaule. Le piédestal était par là tout dressé. L'attention des hommes de l'art, que confirmèrent en même temps les suffrages flatteurs de la docte assemblée, se fixa irrévocablement sur lui.

III.

A cette date se rapportent pour ainsi dire les débuts officiels de Lisfranc comme professeur de pathologie chirurgicale et de médecine opératoire. Il préludait à son enseignement clinique, son principal titre de gloire et le fondement le plus solide de sa réputation.

La clinique, c'est, disent les gens de l'art, la *médecine tout entière*: l'ouvrier à l'œuvre. L'ébauche et les voies et moyens sont en présence. « Voilà comment il faut faire, et voilà ce qu'il faut éviter. » Telles sont les deux propositions qui enserrent l'enseignement et la pratique. L'acte est là et la raison motivée d'agir avec. « C'est le tronc commun, dit Lisfranc, sur lequel viennent s'enter toutes les branches des sciences médico-chirurgicales auxquelles elle fait porter d'excellents fruits. » Le malade seul, celui qu'effraie son mal et qui voudrait dormir dessus, seul, y trouve quelque inconvénient ; car j'ai toujours frissonné à cette idée que le pauvre alité, qui a besoin de repos, de silence, de recueillement, d'un demi-jour et de la garde de ses secrets, se trouve ainsi livré par un double malheur, d'abord à ses souffrances physiques, puis à des investigations peu confidentielles, nécessairement sans ménagement quand on devient, dans l'unique intérêt de la science, le centre d'observations et l'objet d'expériences dont la divulgation est une loi. Hélas! c'est non pour soi, mais pour d'autres que l'on voit tant d'agitation à l'entour, lorsqu'auprès de son lit, caché dans ses rideaux, on aurait un si grand besoin d'un intérêt plus direct et d'une paix si grande !

Il y eut, quelque temps après, concours pour la place de chirurgien au bureau central, à Paris ; plus tard, concours pour l'agrégation ; Lisfranc, à ces deux épreuves, développa un grand talent. Il développa un savoir dont le souvenir est resté ; il fut heureux alors ; mais, dans la même occasion, dix ans plus tard, les mêmes chances lui furent fatales. Ces succès lui valurent des revers. Les envieux, à ce que l'on rapporte, l'attendirent sur la route quand, en 1834, il se présenta pour une chaire de clinique externe, et, plus tard, en 1843, lorsqu'il se présenta à l'Académie des Sciences.

Il est vrai qu'à ces dates funestes, ivre de sa popularité, nécessairement fort de son renom devenu européen et membre de presque toutes les sociétés médicales du monde, il pensait peut-être que, muni de ces titres, il aurait peu à faire, et que, le cie l'aidant, il devait peu s'aider. Toujours est-il qu'il eut des échecs qui réveillèrent en lui ses courroux et de vives explosions de dépit qu'on aimerait à ne pas rencontrer dans sa vie. Mais le lion s'était senti blessé. Il avait reçu le coup de pied non pas de l'âne, mais d'êtres qu'on ne croyait pas assez terribles pour lui disputer une proie légitime. Lisfranc s'irritait dans le concours ; il ignorait l'art de se modérer et de se dominer, comme il excellait dans cet art pour les opérations. Il vouait de suite ses rivaux aux gémonies, ce qu'il était loin de faire jamais pour ses pauvres malades. Blandin et Auguste Bérard le supplantèrent pour le professorat ; à l'Institut on lui préféra Breschet, Lallemand et Velpeau. On sait que Blandin et Velpeau étaient assez souvent l'objet de ses sarcasmes : *Blandiri, Blandior, Vile peau* étaient pour lui des jeux malins encore plus insolites qu'insultants, dont on s'est peut-être trop souvenu.

On a su gré à M. de Chabrol de l'avoir nommé sans concours, et pour prix d'une heureuse cure, chirurgien des hôpitaux. La controverse en public, de sa part pleine d'amertume pour ses compétiteurs et même pour ses juges, lui rendait le succès impossible, l'écueil infaillible. — Cette fatalité, il la devait encore à l'émission d'idées avancées et nouvelles, heurtant de front l'expérience des siècles, et qu'il cherchait à faire prédominer sur des convictions fortement opposées, sur l'esprit de système.

Sa supériorité, quant à son art, rapprochée de son infériorité quant à ses disputes du concours, fait contraste. Au milieu du sang versé et quels que fussent les cris du patient, il restait calme, judicieux, maître de lui et presque toujours du péril. Aux luttes inaugurales, aux argumentations ouvertes dans ces luttes, Lisfranc ne se possédait plus. Il est vrai que ce n'était pas l'astucieux spadassin qui spécule moins sur sa force que sur l'imprévoyance de l'ennemi. Il négligeait les feintes et frappait à deux mains.

A la mort de Béclard, dont la fin fut pleurée par les deux écoles, et aux funérailles duquel, quoique étudiant en droit, nous nous empressâmes d'accourir, tant cette perte était commune à tous, Lisfranc fut chargé de remplacer, à ce poste important, ce praticien regretté. Investi du service chirurgical de la Pitié, Lisfranc, par sa parole ardente et son profond diagnostic, attira sans cesse la foule.

Pendant près de trente ans, l'hôpital fut desservi par lui avec un zèle si constant que l'administration a ordonné que son buste en marbre y fût inauguré. L'anglais Hunter avait dit « que guérir au prix d'un organe utile ou d'un membre, c'est mentir à son art, puisque c'est mutiler avec danger de mort ce qu'il eût fallu sauver intégralement. » Or, bien qu'opérateur d'une hardiesse et d'une habileté sans exemple, Lisfranc s'était fait une loi de ne pas mentir à son art. L'idée principale de Lisfranc, celle qui surgit dans tous ses ouvrages, dans son enseignement clinique et dans ses causeries habituelles, c'est l'alliance de la *Médecine* et de la *Chirurgie*. Ce n'était donc qu'à la dernière extrémité, et pour ainsi dire qu'à son corps défendant, qu'il opérait; toujours avant, les ressources de l'hygiène et de la thérapeutique avaient été mises en œuvre. Ses pansements étaient exécutés avec un soin religieux. Il épargnait aux malades les douleurs, les mutilations et les cicatrices. Ses travaux et les beaux succès qu'il obtenait venaient à l'appui de cette consolante idée que si la chirurgie est brillante quand elle opère, elle l'est encore bien davantage lorsque, par un moyen plus doux, elle obtient la guérison des malades. A la guerre, l'humanité veut qu'aux prises avec l'ennemi on procède de même. L'habileté le veut également. La vierge de Vaucouleurs triomphait sans effusion de sang. Vaincre avec le moins de destruction et d'effusion de sang possible, c'est donner à la victoire une palme de plus, et Lisfranc, qui aurait pu être un sabreur habile, un brillant Murat, faisait, pour parler comme lui, la guerre du *grand Fabius*. Il s'appliquait à dompter le mal, à triompher de l'ennemi sans coup férir, en le réduisant non seulement à l'impossibilité de nuire, mais encore à l'obligation de mettre bas les armes.

Cela seul suffirait pour rendre chère la mémoire de Lisfranc. Hélas ! comme on en finit promptement et comme on se met à l'aise avec une chose incommode, en s'en séparant par le fer ou par le feu, et, pour ainsi dire, sans façon. Mais aussi les regrets, les pleurs et les remords surviennent ; d'ennemis qu'on a souvent épargnés, on s'en fait d'excellents serviteurs, des amis dévoués. Pour peu qu'un bras serve, en le conservant dénudé même de ses chairs et dans un triste état, mieux vaut l'avoir encore que d'en être à tout jamais séparé ; seulement, à cette conservation, il en coûte plus de peines, de soins et de précautions ; mais on établit une noble lutte entre le génie du mal et celui du bien, et puis on gagne toujours à ne pas rompre avec l'espérance.

L'espoir abandonne rarement le médecin digne de ce nom. Quand vous le voyez patient, persévérant auprès du lit du malade le plus en danger, jamais découragé, ne pas dire : « Ce malade est perdu, donnez ce qu'il demandera, cessez le régime, peine perdue... » Que ce médecin-là soit le vôtre, ou des vôtres, il a foi en son art ; il se sent des ressources que bien d'autres n'ont pas, et il ne préjuge rien sur les infinis secrets de la vie, encore moins sur les décrets du céleste Maître. Lisfranc était de cette trempe : foi en lui, foi en Dieu.

Le lecteur, à cet égard, nous pardonnera une remarque à raison de laquelle toutes les occasions d'insistance sont opportunes. Le médecin ou l'infirmier, qui, cédant à ce qu'il appellera la fatalité ou l'inflexibilité d'une loi qu'il ne peut conjurer, et cela bien avant l'heure définitivement sonnée, satisfait aux goûts désordonnés d'un malade abandonné, et qui ne fait rien, ne fût-ce que pour cinq minutes de prolongation d'existence, méconnaît ses premiers devoirs. La durée ou l'abréviation de la vie, placées dans ses mains, et dont il dispose, ne fût-ce que pour un imperceptible appréciation, n'est pas sans conséquences. Abandonner un malade, d'abord, comme je l'ai déjà dit, mais en d'autres termes, c'est préjuger sur l'insolubilité du problème ; en hâtant la mort, ne jette-t-on pas ensuite le désordre dans le régime des successions ? elles se règlent, comme on sait, par les survies, ou présomption de survies. Une minute de plus ou de moins sous ce rapport a de terribles inconvénients, grandes conséquences surtout au point de vue du repentir, des révélations utiles et des réconciliations entre Dieu et les hommes et celles des hommes entre eux ! Une minute de plus ou de moins a l'utilité d'un siècle pour celui qui a une volonté à exprimer. Aussi combien ne doit-on pas craindre de voir jouer ainsi tantôt l'âme et tantôt le sort héréditaire des familles aux dés de cette incurie malheureusement trop peu combattue ! On dirait que l'homme, de nos jours, a hâte d'en finir avec son semblable.

Lisfranc n'a jamais lâché prise que devant la fuite irrévocablement accomplie de la vie chez son malade.

IV.

En théologie, science qui embrasse tant d'autres sciences, voici en quels termes on trace les conditions d'être du médecin qui veut, plus tard, dans l'exercice de son art, n'avoir plus à escompter continuellement avec sa conscience, ni à rendre compte au souverain juge d'une existence mal employée et fatale à l'humanité hors de ces mêmes conditions.

Medici, singuli peritia, diligentia, caritate, proprior utilitatis neglectu, ac fidelitate prœditi esse debent. — Science habile, activité, charité, désintéressement, fidélité.

A ces conditions nous ajouterons celle qui résulte de ce précepte : « Ecoutez avec douceur, afin de mieux comprendre et de pouvoir répondre d'une manière conforme à la raison et à la vérité. (*Eccles.* VI).

Dans Lisfranc il y avait science habile : personne ne l'a contesté ; diligence : on sait combien ce médecin si occupé était prompt à tout quitter lorsqu'il était appelé. L'heure pour lui était toujours militaire. Il vivait dans le monde, étranger à toutes ces préoccupations politiques, artistiques ou d'étiquettes qui prennent sur le temps, et le temps, c'est la vie. Son plus grand soin était de fuir les désœuvrés qui n'oseraient voler votre argent et qui sans scrupule vous arrachent ainsi quelque chose de ce don précieux. Le feu sacré a constamment brulé en lui, car son assiduité ne s'est jamais un seul instant ralentie, alors que tout désir de fortune et de gloire se trouvait largement satisfait.

La charité, le désintéressement ! il en a fait preuve assez longtemps en qualité de chirurgien du premier dispensaire philanthropique. Un de ses collègues au Dispensaire, collègue qui ne lui a rien épargné dans une Notice sur sa vie, se hâte de rendre hommage à ces premières qualités. « Désintéressement et parfait dévouement pour les malheureux, nous dit ce biographe. »

Lisfranc était fidèle à ses malades par un de ces attachements qui partent d'un cœur brûlant dans ses affections, intraitable ensuite dans ses inimitiés contre l'empire des souffrances et du mal quel qu'en fût le siége ou la source. La maladie qui atteignait un client devenait un ennemi à vaincre, et vaincre suscitait en lui une passion infatigable. Rien n'était à demi chez Lisfranc, il avait cela de commun avec tous les nobles cœurs.

Sa docilité à écouter, autre qualité essentielle au médecin, était proverbiale ; autant notre docteur se montrait impétueux et bouillant dans ses malheureuses discussions de concours, acerbe dans ses polémiques, autant auprès du lit du malade il était sage, calme et patient ; aussi sa réponse était toujours raisonnable, conforme à la demande, toujours douce et satisfaisante.

Cette nature fougueuse, indomptable, rude et dure devant la domination et la force, s'amollissait devant la faiblesse et la soumission. Le malade qui se confiait à lui, qui lui remettait sa vie en dépôt, était le seul être sacré devant lequel sa superbe s'inclinait. Elle devenait souple, caressante, insinuante, cette nature difficile ailleurs ; c'était uniquement, dans ce cas, le *chien couchant sous une enveloppe de sanglier* : l'intelligence d'autrui mettant bas les armes devant cette intelligence sublime dont elle se proclamait l'esclave, son âme alors devenait héroïque, généreuse, humble même ; elle se plaçait ainsi à la hauteur de celle des grands triomphateurs. Ce sentiment-là n'est pas rare chez les hommes forts ; il se retrouve dans la visite d'Alexandre aux tentes de Darius, après son triomphe d'Arbelles. Victoire, mais soumission, douce pitié pour le malheur qui courbe tristement la tête !

Bref, cet homme si rude dans ses luttes avec ses adversaires, était d'une douceur de femme dans ses terribles fonctions de chirurgien, ce qui a fait dire à M. L. Doyère : — « Aujourd'hui et toujours si nous avons à nous représenter l'autorité qui commande, qui impose une opération terrible, et la compassion qui en adoucit l'horreur, ce sera la sévère et belle tête de M. Lisfranc que nous aurons devant les yeux. »

Son dévouement envers ses malades n'avait pas pour fin dernière l'acquittement des honoraires ou le terme des souffrances, il adoptait ses malades en généreux ami. Lorsqu'il pouvait aider dans ses affaires ce client malheureux, c'était dans sa pensée fixer la guérison et la prémunir contre des rechûtes.

Un publiciste, à qui ses convictions et ses talents ont fait une place dans les rangs de l'opposition, s'étant trouvé ruiné à la suite de nombreux procès de presse, et ses meubles ayant été mis en vente par jugement du tribunal de commerce, M. Lisfranc vint généreusement à son secours, acheta toutes les créances, paya les dettes du journaliste et lui permit ainsi de reprendre la défense des principes que lui-même a partagés entièrement.

Il avait, sur la fin, une des plus belles clientèles de Paris, pour ne pas dire la plus belle, et parmi ses clients il comptait Mgr. de Quélen. Mgr. de Quélen, par le dévouement de son docteur, trouva un abri sûr, lors du sac de l'archevêché, aux crises de 1830. Pour l'abriter et le préserver de l'émeute, Lisfranc lui fit traverser Paris dans une voiture découverte ; bien que le prélat fût déguisé, l'archevêque de Paris était un de ces types peu dociles au travestissement. Toutes les voitures à cette époque devenaient, sinon utiles pour les barricades, tout au moins suspectes ; plusieurs fois celle de Lisfranc qui portait l'illustre fugitif fut arrêtée par les pauvres égarés de ces tristes jours. Mais, au nom de Lisfranc, chirurgien en chef de la Pitié, à la vue du tablier et des instruments chirurgicaux que leur exhibait Lisfranc, et sous l'ascendant d'une parole impérative mêlée de jurements, les investigations cessaient, et, après quelques heures bien pénibles et non sans danger, le noble client obtenait la vie sauve par le secours de son docteur.

En l'année 1837, une illustre exilée, que l'indicible pressentiment d'une domination future rendait suspecte au gouvernement d'alors, eut besoin des secours de son art ; elle appartenait à une famille dont l'étoile toujours restée brillante dans le ciel semblait devoir seule un jour luire sur les destinées de la France. Ces vagues et indicibles pressentiments s'accréditaient par je ne sais quels indices cachés d'abord, puis manifestés, annonçant des événements crus instinctivement par le peuple, mais bien incroyables pour d'autres que lui. Cette foi répandue dans les masses, sans trop préoccuper la police, éveillait, néanmoins son attention. Il y avait à cet égard quelque chose dans l'air, le peuple avait toujours devant lui l'ombre errante de son empereur. Sa crédulité l'a toujours fait vivre.

Or, la noble proscrite avait besoin de ces soins chirurgicaux dont la France seule possède le secret, et le privilégié dépositaire de ces voies secourables était Lisfranc, alors le premier opérateur de l'Europe, devenu sans rival par suite du décès de Dupuytren qui datait de deux ans. On s'adresse donc à lui, bien que lié au gouvernement par des emplois à sa merci. Lisfranc brave et quitte tout pour Arenenberg, où l'attendait Hortense

Eugénie de Beauharnais, autrefois reine de Hollande, mère du prince Louis Napoléon.

Hortense Eugénie de Beauharnais, fille de l'impératrice Joséphine et sœur de l'immortel prince Eugène, était appelée à de bien hautes destinées ; elle s'en montra digne. Devenue par le second mariage de sa mère avec le général Bonaparte, belle-fille du grand homme, elle fut l'ornement de la petite cour consulaire, et bientôt de la cour de l'Empereur.

Mariée à Louis Bonaparte, frère de Napoléon, devenu roi de Hollande, elle regretta Paris ; et l'esprit taciturne de son mari et de ses sujets ne contribua pas peu à jeter quelque trouble dans sa santé. Née à Paris, l'air de Paris lui était indispensable pour respirer librement, et cet air-là lui fit défaut pendant les deux tiers de sa vie.

A la chute de l'empire qui emporta avec soi toutes les splendeurs du trône de Napoléon et des royautés fraternelles, Hortense resta à Paris où elle fut de la part des alliés l'objet des plus délicates attentions, bien qu'elle ne reniât pas le culte du passé. Louis XVIII disait de la duchesse de Saint-Leu : « Je m'y connais et je n'ai jamais vu de femme qui réunisse à tant de grâce des manières si distinguées. »

Hortense était musicienne habile ; ses romances chevaleresques, par elle aussi bien composées que chantées, toutes au goût aventureux de la France d'alors, ajoutaient à la couronne qui ceignait cet adorable front un talisman dont nulle princesse encore n'a su saisir le charme.

Mais tous ces avantages de beauté, d'éducation et de naissance non seulement n'étaient pas assez puissants pour vaincre la nostalgie et conjurer les langueurs de l'exil, les duretés des proscriptions et mille péripéties survenues ; dans ces avantages se trouvait au contraire l'élément destructeur de cette belle existence, le ver rongeur de cette nature parfaite. Le remède infaillible eût été la gloire et la prospérité actuelle de son fils au milieu des fêtes de Paris.

Lisfranc passa quelques jours au Château d'Arenenberg en Turgovie, où son art fut cependant d'un grand secours, et cette illustre cliente à coup sûr aurait triomphé de son mal, si les événements insurrectionnels de Strasbourg et leur fin malheureuse ne l'eussent obligée de rêver un voyage en Amérique plutôt qu'un retour en France. Six mois après la visite de son docteur, ses forces s'épuisèrent totalement. A la simple préoccupation de ce fatal avenir, Hortense mourut à Viry, chez Mme la duchesse de Raguse, le 5 octobre 1837.

C'était donc l'époque où cette étoile, dont nous avons parlé, pâlissait. Loin de déclarer qu'il ne s'était rendu à Arenenberg que comme cédant à la nécessité d'un impérieux devoir de profession, Jacques Lisfranc proclamait sa visite comme un des incidents les plus heureux de sa vie, et le souvenir de la princesse Hortense, comme celui de ses dames d'honneur, leur résignation, l'éloignement d'un monde qu'elles étaient faites pour embellir, leur accueil gracieux, toutes ces choses occupaient bien sa pensée, mais cette pensée de palais, de princesse, de royauté ne lui fit jamais un seul instant ni dédaigner ni brusquer ses pauvres alités de la mansarde. Ses soins étaient pour tous indistinctement, et ces diversions de châteaux, aux chaumières, tournaient toujours au profit de l'indigent.

Au milieu de ses occupations sans répit, et livré à un de ces régimes peu ordonnés, répondant si mal aux fatigues journalières, Lisfranc fut atteint de la pierre à l'âge de 40 à 50 ans. Il fut lithotritié par Civiale ; l'opération réussit, mais sa santé ne fut jamais depuis entièrement bonne. C'est qu'aussi outre le régime dont je viens de parler, il passait ses nuits à écrire ; les nuits seules, il avait le temps d'étudier et de composer ses œuvres scientifiques. Il est rare que les hommes pratiques et bien affairés pendant leur vie lèguent à la postérité, faute de temps, le produit de leurs observations et le fruit de leur expérience. Aussi que de pertes éprouvées par la société en ce genre ! La mort, en les enlevant, enlève ordinairement avec eux les secrets des longues études, les grands résultats obtenus. C'est, pour la plupart du temps, ce qui fait dire que la science avance, mais en spirale. Aussi que de grâces à rendre à ces hommes qui trouvent encore assez d'heures pour ne pas mourir ni *in-*

confès, ni *intestat*, ni sans avoir restitué à la société les connaissances et les dons intellectuels qu'ils ont reçus d'elle, et dont l'émanation précieuse s'est fécondée dans leurs mains!

Jacques Lisfranc a su trouver dans son énergie native, dont on lui a reproché d'avoir un peu trop abusé, le moyen de se libérer de cette dette, qui était celle du genre humain; aussi cette mémoire de Lisfranc devra-t-elle survivre à bien d'autres mémoires. Jusqu'à son dernier moment, au milieu de l'épuisement de sa santé et des souffrances dont le traitement négligé aggravait son état, parce qu'il arrivait après le traitement des souffrances des autres, il a constamment écrit ou dicté. L'état imparfait de ses dispositions testamentaires a prouvé que le temps lui a toujours manqué pour les soins particuliers de ses propres affaires.

Indépendamment de plusieurs dissertations sur des procédés nouveaux d'amputation du pied, du bras et de la cuisse, dont les premières furent publiées conjointement et en collaboration avec le docteur Champesme (son compatriote), on a de Lisfranc les ouvrages suivants:

Mémoire sur une nouvelle application de stéthoscope. Paris, 1823. In-8.

An eadem contra varias Urethræ coarctationis species medela. Parisiis, 1824. In-4.

Des retrécissements de l'urètre. Paris, 1824. In-8, fig.

Mémoire sur des méthodes et des procédés nouveaux pour pratiquer l'amputation dans l'articulation scopulo-humerale, in-8, fig.

Mémoire sur un nouveau procédé opératoire pour l'amputation dans l'articulation coxo-fémorale. In-8.

Des diverses méthodes et des différents procédés pour l'oblitération des artères dans le traitement des anévrysmes. Paris, 1834. In-8.

Leçons cliniques sur les maladies de l'utérus, publiées par le docteur Pauly. Paris, 1836. In-8.

Clinique chirurgicale de l'hôpital de la Pitié. Paris, 1841-43. 3 vol. in-8.

Précis de médecine opératoire. Paris 1846-47 tomes I, II et 1re et 2e livraisons du t. IIIme.

Ces publications ont eu assez de retentissement dans le monde médical, et les journaux scientifiques en ont assez parlé pour que nous nous dispensions d'en faire ressortir l'importance. Cette compétence-là, d'ailleurs, nous la déclinons.

De telles œuvres méritaient à Lisfranc les deux grandes satisfactions qui lui ont manqué : le fauteuil académique et une chaire à la faculté de médecine. Nul succès n'a eu la puissance d'adoucir en lui l'amertume de ce double échec.

Aussi, n'a-t-on pas trouvé trop sévère le jugement qu'a porté M. Serres, quand il a dit sur la tombe de Lisfranc :

« Broussais et Lisfranc ! Deux noms qui manqueront aux tables ineffaçables de l'Académie des sciences ? la postérité remarquera leur absence. »

Il résulte de ses ouvrages que, profondément versé dans la connaissance de l'anatomie, Lisfranc eut pour première préoccupation d'en appliquer toutes les ressources au perfectionnement de la médecine opératoire.

« Nous sommes comme les porte-faix, disait un jour un des flambeaux de la médecine lyonnaise ; les porte-faix savent les rues, mais ils ne savent pas ce qui se passe dans l'intérieur des maisons. Lisfranc y avait pénétré autant que possible.

Quoiqu'habile en cela, et de l'école de Dupuytren, et grand partisan de Broussais, Lisfranc n'avait pas un bien grand respect pour la science d'intérieur, pour l'anatomie pathologique. Il disait un jour à ses aides, après avoir extirpé une tumeur qu'il avait à peine regardée : Vous autres, disséquez cela. Vous y trouverez du *chien*, du *chat*, du *lapin* ; tout ce que vous voudrez.

De ses ouvrages cités il résulte encore que son esprit positif, ainsi que nous le dit un de ses biographes, M. le docteur Lubarie, ne put accepter les imperfections du langage positif dont on s'était servi jusqu'à lui. Il entreprit de donner à la manœuvre des opérations une sûreté toute mathématique, en empruntant à la géométrie sa langue claire et précise. Il traça des principes si positifs, si simples, pour attaquer les articulations les plus complexes, que des élèves bien ignorants en anatomie eussent pu sans erreur grave pratiquer les opérations en apparence les plus difficiles. Voulait-il démontrer la méthode pour les ligatures d'artères ? a l'aide de lignes tracées sur la peau et pour lesquelles il trouvait dans tous les conduits anatomiques des points de départ et des directions invariables, permanents, ineffaçables, même au milieu des conditions pathologiques les plus diverses, il rendait pour ainsi dire visible le trajet d'un vaisseau dans la profondeur même des tissus. Mais laissons parler Lisfranc lui-même sur ses efforts dans la médecine opératoire (1) :

« Nous avons emprunté au système linéaire sa précision presque toujours mathématique, nous en avons généralisé l'emploi en indiquant l'angle que forme le tranchant du couteau avec l'axe du membre sur lequel on agit. Nous avons indiqué la direction qu'il devait rigoureusement suivre. Ainsi, avec ces deux grandes lois de médecine opératoire, on sait combien nous en avons établi d'autres. Cette belle science, nous osons le dire, est presque devenue vulgaire, et cependant on avait écrit que l'on naissait opérateur comme on naissait poëte. Erreur étrange que nous avons heureusement détruite ! »

On a reproché à Lisfranc, dans la composition de ses œuvres, des emprunts d'idées qui lui seraient provenus de ses propres élèves. Lisfranc pourrait répondre comme Voltaire, qu'il était assez riche pour emprunter. D'ailleurs il rendait au centuple, et le prêt fructifiait dans ses mains au profit du prêteur. Un faible capital ne sert à rien s'il n'est utilisé, ou réuni à de grands capitaux.

Ces monuments de la science sont beaucoup, il y a là le salut de bien des générations. Toutefois dans l'estime qu'en avait Lisfranc, nous sommes convaincu qu'à l'exemple encore du grand génie que nous venons de citer il répétait souvent :

J'ai fait un peu de bien, c'est mon meilleur ouvrage.

Au demeurant, si l'on a disputé à Lisfranc quelque chose, ce n'est pas la *science* ; ainsi je n'insisterai pas sur cette part de sa

---

(1) Préface. *Clinique chirurgicale de l'hôpital de la Pitié.*

vie; je reviendrai à cette part de son caractère qui se lie à la perfection du cœur, peut-être un peu méconnue, parce que Lisfranc attaqué frappait au visage. Des soufflets ouvraient ses répliques; puis l'on soupçonnait peu que cette brusquerie dont on se préoccupait trop n'était qu'une enveloppe factice, dont le meilleur cœur se drape pour dissimuler une sensibilité dont l'homme mal-à-propos rougit quelquefois.

VI.

Il y a eu, dans Lisfranc, des traits de noblesse d'âme et de générosité dignes d'être écrits pour l'histoire. L'un de ces traits qui ne peuvent être dignement appréciés que par ceux qui savent tout ce qu'il entre de passion dans une rivalité chirurgicale, portée jusqu'au paroxisme, a été publié par un journal de médecine auquel nous l'empruntons. Voici ce trait:

Une opération grave qu'il avait préconisée et soutenue de toute la force de son talent souleva contre lui une guerre à laquelle prit part un jeune chirurgien d'un mérite déjà reconnu et qui n'a fait que grandir depuis. Les réponses de Lisfranc portaient au plus haut point l'empreinte de cette rudesse qui était l'un de ses traits les plus saillants. Nulle épithète blessante ne fut épargnée, Lisfranc eut de ses mots qui entrent dans le cœur de l'homme comme un coup de poignard. A quelque temps de là, une place devint vacante à l'Académie de médecine, et le chirurgien dont nous parlons se présenta pour l'obtenir. Les luttes qu'il venait de soutenir contre le rude athlète de la Pitié étaient au nombre de ses titres, et, à coup sûr, la dernière voix qu'il comptât parmi celles qui devaient assurer son triomphe était la voix de Lisfranc; cependant la voix de M. Lisfranc fut pour lui, et M. Lisfranc fit plus encore, il l'appuya, le poussa, le recommanda; et comme on s'étonnait de ces dispositions bienveillantes: » *Quand il s'agit*, dit-il, *de récompenser le talent et la science, c'est toujours avec ma tête que je vote et non avec mon cœur.*

Lisfranc se trompait ici; ou bien c'était encore l'enveloppe factice qui parlait. La tête, chez Lisfranc, n'aurait pas fait à elle seule ce que Lisfranc faisait en cette occasion, si le cœur n'eût parlé plus fort.

Ici, encore une fois, ce cœur oubliait l'injure et ne voyait qu'un jeune talent à protéger.

Un autre trait, autrememl plus caractéristique, couvre cette noble vie d'une éternelle absolution. Les événements de 1832 avaient amené dans la salle de la Pitié un certain nombre de citoyens dont les blessures offraient plus ou moins de gravité. Dans ce nombre se trouvaient à coté des gardes-nationaux des patriotes qui pouvaient être fort compromis. Lisfranc les sauva doublement en les arrachant à la mort et à la justice de l'état de siége qui les attendait. Il ne crut pas avoir assez fait en leur rendant la liberté; il eut encore soin de leurs familles pendant qu'ils étaient à l'hôpital. Il leur continua des secours jusqu'à ce que leur pain fut assuré.

Et si nous fouillons encore plus avant dans ce cœur, il est bien d'autres révélations qui l'honorent et que nous ne saurions taire. Les enivrements de Paris ne lui avaient jamais fait oublier les joies simples de la famille et empêché qu'il ne regrettât toujours son village. Ces personnes et ces lieux aimés lui étaient toujours présents. Sa correspondance est, sous ce rapport, celle d'un tendre écolier rêvant les vacances auprès de parents chéris, et à travers ses champs dont le souvenir est toujours là.

Lisons une de ces lettres, peut-être la moins expansive, quoique écrite à une sœur, Mme Jalabert née Lisfranc, qui lui aurait tout pardonné, excepté la froideur et l'indifférence :

« Ma chère amie,

« Il est neuf heures du soir; où es-tu? que fais-tu? loin du faste des grandeurs de ce monde, tu vas probablement te coucher et tu te lèveras demain tranquille et paisible, en présence du solitaire et majestueux peuplier qui te prête son ombre contre les ardeurs de cet été. Aucun souci, aucune ambition, aucune bataille à livrer, aucune calomnie à éviter, aucune envie, aucune jalousie à écraser, aucune nuit à passer; j'envie ta destinée, je suis las de quelque gloire, d'un peu d'honneur, de suc-

cès; ils coûtent trop cher; ils ne font vivre que par la tête.
Ah! que j'aurais mieux fait d'aller planter des choux dans le
fond d'une province !

« J'ai peut-être un nom, j'ai de la fortune, il ne m'est pas
plus possible d'en jouir que si je n'en avais point; car, pour ne
pas descendre, pour soutenir ce premier rang, pour vivre aussi
dans cette postérité qui n'est qu'une pauvre chimère, je n'ai
dormi depuis six mois que deux ou trois heures par nuit; heureusement ma constitution de fer, de platine, n'en éprouve aucune altération; jamais ma santé n'a été meilleure. J'ai vu aujourd'hui les Montmorency, les d'Aligre, les Larochefoucauld et
tant d'autres; on m'a comblé de soins, de politesse, de préve-
nances: eh bien! je suis rentré dans mon somptueux hôtel, dans
mon logement qui serait princier pour nos villageois, toujours
l'esprit en l'air, toujours agité par la soif ardente de servir la
science et par les inquiétudes inséparables des coups d'état de
ma profession; je suis fatigué de corps et d'esprit; j'ai philo-
sophé, toute la soirée, dans mon jardin au milieu des fleurs;
étendu sur un gazon de verdure, j'ai rêvé à nos montagnes, au
plaisir, à la vie paisible du village, à toi, à ma mère, à mon
frère, à mon vénérable père; il m'a semblé quelquefois que
j'étais avec vous; juge du bonheur que j'ai éprouvé! mais il a
été instantané.

« Je t'écris sur le secrétaire où a travaillé l'Empereur. Ce magnifique meuble dont il n'existe pas le pareil et que tout Paris
vient voir, était à la Malmaison, dans le cabinet du grand homme;
On m'a encore fait cadeau de son bain de pied en argent massif;
c'est un immense vase accompagné du broc destiné à le remplir;
je possède encore une cage en argent plaquée or; elle a appar-
tenu à l'impératrice Joséphine; ces objets ont coûté 30,000 fr.;
juge de leur valeur actuelle! un grand personnage auquel j'ai
sauvé une jambe, ayant appris par les journaux que je possédais
les meubles dont je t'entretiens, m'a envoyé le fauteuil de l'empereur; il est resplendissant de beauté. Viens donc me voir;
amène Emile avec toi; on voyage maintenant avec tant de fa-
cilité: tu ne peux pas douter du plaisir infini que tu me ferais.

Ma position exige que je ne quitte pas Paris ; je suis allé vous voir ; c'est à vous de me rendre ma visite et nous verrons plus tard.

« Je vous embrasse tous comme je vous aime ; j'écrirai incessamment à mon frère.

« Tout à toi !

« J. LISFRANC. »

La correspondance, c'est le cœur. Le cœur chez lui reporte toutes ses joies à la famille, s'il écrit sur le bureau de l'empereur, s'il est assis sur le fauteuil du grand monarque, il pense encore plus aux peupliers de la maison de Saint-Paul, aux bancs de bois, de gazon, aux rives du Dorley, au Pilat, à son père, à sa vieille mère, qu'il n'est saisi, absorbé par l'orgueil de cette possession que lui enviaient des têtes couronnées. Ce prince de la science abdique... en faveur de ces doux sentiments, il renonce à tout.

Tel est cet homme qui pourtant a entrepris de faire suivre à la médecine et à la chirurgie la voix tracée par les sciences physique et mathématique et qui tâcha de faire compter l'art médical au nombre des sciences exactes. Il fut de cette forte et brillante école qui ne ménageait ni son temps ni ses labeurs, qui arrivait à la gloire par les plus rudes chemins. Lisfranc, comme Dupuytren, n'a rien dû qu'à son propre mérite. Il a acquis sa réputation en luttant toujours, et c'est en paraissant ne pas aimer qu'il aimait ardemment.

Pour ceux qui douteraient encore de sa sensibilité nous dirons qu'il était devenu l'ennemi irréconciliable d'un médecin de Paris qui lui avait tué à la chasse un chien épagneul auquel il était fort attaché.

Lisfranc n'était pas marié. Peut-être ce caractère eût-il fait dire à une jeune épouse : on *ne peut vivre avec vous*, et pourtant sans vous on *ne peut pas vivre*.

Pourquoi avec lui ? — A cause des exigeances d'une volonté dominatrice, et de son apport au sein de la communauté conjugale d'une vie inquiète et tourmentée par quelques déconvenues, des rivalités jalouses, l'implacable esprit de secte scientifique blessé, une vie toute de travail, de fatigue et de veilles, et que le travail tuait et enlevait chaque jour par lambeau.

Pourquoi sans lui? — Parce que ce cœur était un trésor, riche d'inépuisable tendresse et de sensibilité profonde ; et qu'enfin, dans Lisfranc, il y avait tout ce qui peut rendre une femme fière de son mari : la célébrité et les agréments de l'esprit et du corps. A sa boutonnière, brillait la croix d'officier de la légion d'honneur. Il était salué partout dans la rue et dans les salons, surtout depuis la mort de Dupuytren, comme le premier chirurgien en Europe, et comme maître d'un enseignement, supérieur par tant de cotés à l'enseignement officiel.

Aussi quand, en mai 1847, cette existence prit fin, le deuil fut à peu près général dans Paris. Il semblait qu'un grand souverain venait de mourir. C'était, en effet, un monarque de la science qui quittait des sujets dont beaucoup lui étaient redevables de la vie; et puis, quand assis sur le fauteuil et au bureau du grand empereur, lui aussi dictait ses ordonnances, il y avait, là aussi, des arrêts de vie ou de mort.

VII.

Lisfranc, en mourant, laissait le souvenir de ses bienfaits dans l'âme d'un peuple ému, et ces traces se revélèrent à ce moment solennel sous la forme la plus touchante.

L'assistance était immense : on remarquait à ces obsèques presque tous les médecins, tous les jeunes gens de l'Ecole de médecine, toute l'école du Val-de-Grâce de Paris, en costume, et conduite par ses deux chefs, MM. Alquié et Baudens : une députation de l'Académie, dans laquelle on distinguait le secrétaire perpétuel, M. Pariset, qui s'était arraché au chevet de sa femme mourante pour remplir un pieux devoir ; le Président de la Chambre des Députés, des représentants du Conseil municipal, de l'Institut et du Jardin des Plantes, de la presse ; quatre professeurs de la Faculté qui sont venus au nom d'une vieille amitié honorer la mémoire du grand chirurgien, auquel la Faculté en corps avait refusé cet hommage.

Les élèves voulaient traîner le corbillard, comme leurs aînés l'avaient fait pour Dupuytren, Boyer, Larrey et Broussais. Des ordres les en ont empêchés. Ce refus leur a été dur, car bien peu de professeurs avaient eu le talent de captiver, d'entraîner la jeunesse à leurs chars, à l'égal de Lisfranc. Il se faisait étudiant comme ses élèves, avec leurs goûts, leurs passions, leurs langages, le bon, le mauvais côté de la vie de Paris. Il les servait en tout et partout. On avait recours à lui pour le concours, l'inscription, la conscription, les comptes de café ; tant en santé qu'en maladie, c'était pour l'étudiant une providence, à l'abord brusque, mais toujours exorable.

Les étudiants du Rhône et de la Loire étaient ses élèves de prédilection : le pays *commandait*, *obligeait*. Chaque année, l'hôtel du *Singe Vert*, au bois de Boulogne, était le lieu consacré à une réunion dont l'illustre compatriote faisait les frais et les honneurs avec tout l'entrain et le désintéressement d'un dissipateur de vingt ans. Lorsque le choléra vint fondre sur Paris comme un essaim de guêpes furieuses, ou quelque troupe de louves enragées, notre docteur fut pour tous une divinité protectrice, et pour ses compatriotes surtout un ange gardien. Plusieurs familles du pays, alors à Paris, nous ont raconté avec l'accent de l'éternelle action de grâce tout ce que faisait alors pour eux Lisfranc, et le jour et la nuit.

Au sein de ce grand désastre, la plupart des médecins se contentaient ou de fuir ou de lever les yeux au ciel pour, à l'exemple d'Hippocrate vaincu par les fléaux, constater leur impuissance et le pouvoir des dieux.

Lui, ferme comme Cambrone devant l'ennemi, luttait de toutes ses forces contre cet ennemi cent fois plus fort. Et quand le peuple dans son délire poursuivait de son aveugle rage les médecins, auteurs de tous ses maux, tous les empoisonneurs de son air et de son eau, Lisfranc ne rompit pas d'une semelle devant lui.

Il sut, dans deux occasions extrêmes, conjurer la foudre de ces vertiges populaires, par la même présence d'esprit et l'ascendant de cet empereur du nord, maître souverain des corps et des âmes de ses sujets, sujets qu'il sut par le talisman d'un grand cœur réduire à l'obéissance au milieu des mêmes égarements.

Les anciens ont personnifié l'amitié sous les traits d'une jeune fille ayant inscrite sur le front cette devise : *hiver comme été*, et sur le cœur nu celle-ci : *de près comme de loin* ; l'attachement si tendre de Lisfranc pour tous les habitants de la Loire et du Rhône peut revendiquer cette emblème.

A ses obsèques, ce qui était plus touchant encore que le recueillement, l'empressement et la tristesse de ce nombreux cortège, c'étaient ces hommes et ces femmes du peuple qui se pressaient en sanglotant autour de ce cercueil.

Toutes les femmes qui étaient dans les salles à la Pitié avaient demandé la veille leur *exeat* pour pouvoir assister à son enterrement. Les règlements s'opposant à ce que cette permission leur fut accordée, elles ont prouvé qu'elles aimaient mieux être jetées dans la rue pauvres, malades et sans ressources que de résister à cet élan du cœur qui les poussait à venir dire à leur bienfaiteur un dernier adieu.

Ces larmes étaient la plus sainte des prières et la plus éloquente oraison funèbre. C'est par là que se distinguent les funérailles d'un ami du pauvre, de toutes ces pompes vaines dont l'orgueil entoure la mort.

Ce n'est pas non plus qu'en cette grande occasion toutes les autres positions sociales n'aient payé leur tribut à ces mânes vénérées.

Le corps fut porté au cimetière du Mont-Parnasse. Là, des discours interrompus par une douleur vive et sincère ont rappelé ce que fut encore Lisfranc, pour la science, pour l'enseignement et pour l'amitié. Les larmes du peuple venaient dire ce qu'il était pour l'humanité souffrante.

MM. Pariset, Sers, Leneveu, Boyer et Rattier ont prononcé des paroles que l'émotion générale et leur propre cœur avaient inspiré et que l'assistance recueillait avidemment.

Triste jour que celui des obsèques d'un homme de bien ! disait alors le *National*, dans son compte rendu ; mais combien il serait plus triste pour ceux qui regrettent cet homme s'il n'avait pas laissé après lui ces travaux utiles et ces actions généreuses dont la mémoire se prolonge et nous donne au moins cette pensée consolante qu'en le quittant à sa dernière demeure, on n'en est pas entièrement séparé !

Lisfranc ne comptait que 58 ans, lorque la mort se saisit de cette noble proie. Elle triomphait de cette puissance qui avait si long-temps conjuré ses arrêts. Elle le tenait cette fois. Déjà, depuis 15 jours, en pressentant sa défaite, ce rude jouteur, ce fier enfant de la vie, avait dit de lui-même: *le coup mortel est porté!* ainsi s'accomplissait l'oracle, et quand le docteur Fouquier fut appelé, Lisfranc décrivit et les détails et les accidents et les progrès du mal, avec une précision telle qu'on aurait cru l'entendre faire au lit d'un autre une admirable leçon de clinique. A qui aurait plus tremblé que lui, devant la mort, l'art médical aurait fait alors payer bien cher les faveurs de cette prescience !

Ceux qui ont assisté aux dernières phases de cette maladie que son coup d'œil pénétrant avait, de la sorte, déclaré mortelle, ces personnes nous ont révélé que cette belle intelligence s'était troublée vers les derniers jours, mais que, par un phénomène qui n'est pas rare chez les hommes de cœur, les sentiments affectueux survivaient à la pensée. Il ne répondait plus à une question sensée, qu'il répondait encore aux effusions de la tendresse. Son sourire et sa main annonçaient que la meilleure et la plus intime partie de son être était la dernière qui l'abandonnait.

Ce qui fait que l'on peut redire, même encore aujourd'hui, aux personnes qui ont cherché à jeter quelques nuages sur cette existence dont le plus beau côté a été le plus méconnu :

« Bienheureux qui peut mourir ainsi, en se sentant accompagné à son heure suprême par le souvenir du bien qu'il a fait, et qui le précède dans l'inévitable voyage vers les sphères de l'infini ! »

LYON, IMPRIMERIE D'AIMÉ VINGTRINIER, QUAI SAINT-ANTOINE, 36.

www.ingramcontent.com/pod-product-compliance
Lightning Source LLC
Chambersburg PA
CBHW060517050426
42451CB00009B/1038